Fanny Pignoux

Intégrez facilement la sophrologie dans votre quotidien !

Fanny Pignoux

Intégrez facilement la sophrologie dans votre quotidien !

Relaxation, bien-être et conseils pour dépasser les blocages rencontrés tous les jours

Éditions Vie

Impressum / Mentions légales
Bibliografische Information der Deutschen Nationalbibliothek: Die Deutsche Nationalbibliothek verzeichnet diese Publikation in der Deutschen Nationalbibliografie; detaillierte bibliografische Daten sind im Internet über http://dnb.d-nb.de abrufbar.

Information bibliographique publiée par la Deutsche Nationalbibliothek: La Deutsche Nationalbibliothek inscrit cette publication à la Deutsche Nationalbibliografie; des données bibliographiques détaillées sont disponibles sur internet à l'adresse http://dnb.d-nb.de.

Coverbild / Photo de couverture: www.ingimage.com

Verlag / Editeur:
Éditions Vie
ist ein Imprint der / est une marque déposée de
ICS Morebooks! Marketing SRL
4, Industriala street, 3100 Balti, Republic of Moldova
Email: info@omniscriptum.com

Herstellung: siehe letzte Seite /
Impression: voir la dernière page
ISBN: 978-3-330-72158-6

Intégrez facilement la sophrologie dans votre quotidien !

Fanny Pignoux

Comment gérer son stress au travail ?

Bonjour à toutes et à tous !

On se retrouve aujourd'hui pour un nouvel article : **comment gérer son stress au travail**.

Vous connaissez tous cet état que provoque le stress : on a la boule au ventre, les mains moites, l'angoisse monte dans la gorge... Mais comment se crée cette réaction ?

Dans un premier lieu, le stress génère une hormone qui s'appelle le cortisol. Cette hormone provoque des envies de sucré ou de salé chez l'individu. Voilà pourquoi quand vous êtes stressé(e) vous avez parfois envie de manger et de grignoter. Dans cet article, on va s'intéresser aux astuces pour parer ce stress mais aussi voir comment le fait d'**avoir une bonne hygiène de vie** peut nous éviter d'être stressé (et ça pour notre plus grand plaisir !).
On verra ensuite différentes techniques pour se relaxer et enfin, en dernière partie, je vous mettrai un texte de relaxation pour que vous puissiez voir par vous-même, les effets que la sophrologie apporte dans votre quotidien.

On le répète assez souvent, mais l'hygiène de vie est très importante ! Le sport, le sommeil, l'alimentation, la technologie... Il y a tellement de choses à faire dans une journée que parfois on ne fait plus attention à nous. Pas le temps de faire du sport entre la journée de boulot, les enfants, les courses, les repas, le ménage.... Et bien voici comment notre quotidien peut devenir notre allié contre le stress !

- **30 minutes** : c'est le temps qu'il faut par jour pour faire du sport. Pas besoin d'une heure entière, ni d'aller à la salle ! Et oui, seules 30 minutes de marche rapide par jour suffisent à faire monter le rythme cardiaque et à faire en sorte de limiter ce stress. De plus, la marche est pratique car tout le monde peut le faire et gratuitement. ;)

  Astuce bureau : n'hésitez pas à marcher 10 minutes dans votre bureau pour vous détendre !

- **Votre sommeil** : Il faut impérativement respecter vos rituels de coucher, éviter le stress inutile et bien sûr, bannir de votre chambre à coucher les écrans.

- **Votre temps** est précieux, il ne faut pas le gaspiller et les voleurs de temps sont nombreux : réseaux sociaux, jeux en ligne... Surfer sur le web c'est super, mais combien de temps passer vous dessus ? Une astuce extrêmement facile est de se mettre une alarme pour contrôler vôtre temps. Par exemple, est ce qu'une heure pour aller sur vos réseaux sociaux et vos mails vous suffit ? Oui ? Alors faites sonner votre alarme dans une heure ! Vous gagnerez du temps en vous limitant.

- **Prenez du temps** pour vous en vous accordant de véritables pauses. Éteignez votre téléphone le temps de cette pause (ou mettez-le sur le mode "silencieux"). Déconnectez-vous !

- **Pensez à rire** car oui le rire éloigne le stress (et ce ne sont pas les vidéos qui manquent sur Internet) ! Riez avec votre conjoint, vos enfants, vos amis !

- Et enfin, **mangez sucré** (de temps en temps) avant un moment que vous savez stressant vous aidera à gérer votre stress.

Le stress peut survenir quand on n'est plus du tout à l'écoute de son corps. Là encore, il suffit de quelques astuces pour s'améliorer et être de nouveau à l'écoute de soi !

- **Trouver l'origine de votre stress** est important pour le vaincre: une réunion importante, un discours devant une assemblée, les délais pour votre dossier à rendre sont trop courts ? Il faut trouver ce qui vous stresse pour pouvoir vous détendre.

- Fixez-vous des **objectifs réalistes**, les objectifs difficiles sont sources de stress et de peur.

- Faites preuve de **franchise**. L'honnêteté (toujours avec respect) permet de ne pas finir en cocotte-minute.

- **Sachez dire non** quand ce n'est pas possible ou essayez de négocier sur certains points.

- **Soyez à l'heure** ! Les retards sont sources de stress...

- Et enfin, **l'organisation** ! Organisez-vous la veille pour le lendemain, que ce soit pour vous comme pour les enfants, préparez tout ce que vous pouvez la veille (vêtements, cartables, sacs...). Et organisez votre espace de travail.

Astuce : Chaque soir vous pouvez écrire dans un carnet vos petits succès de la journée. Ils vous permettront d'améliorer votre confiance en vous et d'abaisser le niveau de stress. Vous pouvez aussi écrire dans deux colonnes, vos soucis et vos éléments positifs. Cette seconde technique aide le cerveau à se rappeler des bons moments et des bons souvenirs, et à faire la part des choses !

Dernière partie que l'on va aborder ici c'est bien entendu **les techniques de relaxation** !

- **Apprenez à bien respirer**. La respiration est importante pour éviter le stress ou pour le stopper. Avec la sophrologie, vous apprendrez à bien respirer grâce aux exercices respiratoires dynamiques !

- Utilisez la sophrologie pour la **visualisation positive** (ce que vous allez voir plus bas) ou encore le tai-chi, le yoga. Il faut un apprentissage rigoureux et une pratique régulière pour que ces techniques soient efficaces.

- Lorsque vous vous sentez stressé(e), essayez de vous détendre en **relâchant tous les muscles** de votre corps en commençant par les orteils et en remontant jusqu'à la tête. Pensez à chaque muscle dans votre tête, contractez-le, puis relâchez-le et faites cela pour tous vos muscles.

Pour ce moment de visualisation, je vous conseille de **lire le texte à haute voix** en vous enregistrant. N'allez pas trop vite dans votre lecture et faites une pause de 3 secondes quand il y a des pointillés **"..."**. Le fait de vous enregistrer vous permettra d'être plus détendu car il n'est pas évident de se souvenir de tout un texte et de se détendre en même temps.

Installez-vous dans un endroit qui vous soit agréable avec coussin et couverture si vous le souhaitez.

Nous allons commencer... Installez-vous confortablement dans un endroit où vous ne serez pas dérangé(e) et allongez-vous sur un canapé, les bras le long du corps. N'hésitez pas à ajuster votre position pendant cette relaxation.

(...)

Prenez conscience des endroits où votre corps est en appui : l'arrière de la tête, les épaules, le dos, les bras, le bassin, les jambes et les talons. Votre corps est ancré dans le canapé. Crispez votre corps tout entier pendant trois secondes puis relâchez tous vos muscles. Recommencez une deuxième fois.

(...)

Portez attention à votre respiration sans forcer, observez votre abdomen s'élever à chaque inspiration et redescendre à chaque expiration. Pensez aux pauses entre chaque mouvement et laissez-vous aller pendant quelques secondes à ces mouvements calmes.

(...)

Imaginez maintenant une plage, vous êtes seul(e) sur cette étendue de sable fin. Avancez-vous sur le sable, vous sentez qu'il est chaud et doux, il caresse vos pieds nus. Vous continuez à avancer en entendant le bruit des vagues.

(...)

La houle est agréable à entendre, elle vous berce. Sentez l'odeur de l'iode qui est apportée par ces vagues. Ressentez le vent tiède sur vos joues, dans vos cheveux qui vous caressent.

(...)

Vous êtes totalement calme, cette plage vous apaise et vous apporte toute la sérénité dont vous avez besoin.

(...)

Visualisez dans le fond de la plage des palmiers et quelques cahutes en bois où l'on peut se rafraîchir avec un cocktail. Il y a plein de fruits : vous vous faites un smoothie frais et désaltérant. Vous buvez ce verre face à la mer et les vagues viennent se terminer délicatement sur vos orteils.

(...)

Vous entendez les chants d'oiseaux aux magnifiques couleurs, avec de belles et grandes plumes. Laissez-vous aller et ne pensez plus à rien d'autre. Profitez de ce moment paisible et de cette plage paradisiaque. Respirez très profondément pour ancrer en vous cette sensation et vous pourrez repenser à ce moment quand vous en aurez besoin, quand vous sentirez le stress monter en vous.

(...)

Bougez doucement vos doigts et vos orteils, puis laissez ce mouvement se propager lentement dans vos jambes et dans tout le reste de votre corps. Étirez-vous, baillez et vous pouvez ouvrir les yeux dès que vous êtes prêt(e).

Vous venez de tester cette relaxation ? Qu'avez-vous ressenti, comment ça s'est passé ?

Faîte un petit bilan de cette séance et, si elle vous a plu, rendez-vous au prochain article qui parlera du sommeil.

(Re)Commencer à bien dormir !

Bonjour tout le monde !

Aujourd'hui on se retrouve pour discuter du sommeil et l'on va voir quelles sont les techniques et les astuces pour mieux dormir.

Le sommeil est un élément important pour le bon fonctionnement de notre organisme. Comme on l'entend souvent « un bon sommeil est gage de bonne santé » !
Le sommeil permet de faire grandir les enfants (l'hormone de croissance s'active lors du sommeil), de stimuler les défenses immunitaires, de régénérer les tissus et de récupérer physiquement et psychiquement…
Les causes d'un mauvais sommeil sont nombreuses : phase d'endormissement trop longue, insomnies, syndrome de l'apnée du sommeil ou des jambes sans repos, ou encore narcolepsie…
Voici le cycle du sommeil :

Le cycle du sommeil

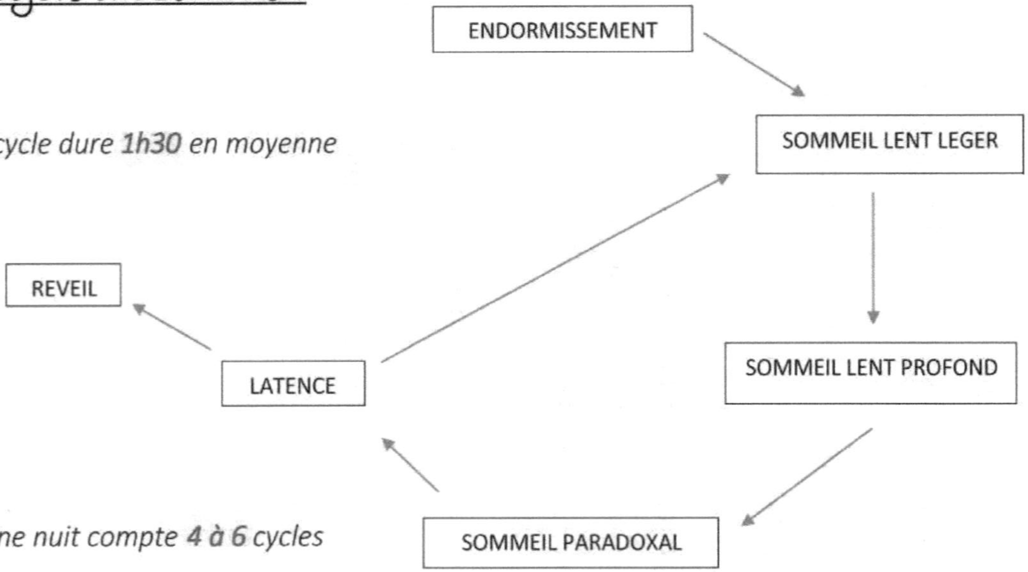

*Un cycle dure **1h30** en moyenne*

*Une nuit compte **4 à 6** cycles*

La sophrologie est utilisée pour les troubles légers du sommeil et vise à augmenter l'efficacité de votre sommeil. La phase d'endormissement, le nombre de réveils et leur durée sont considérablement améliorés avec une pratique régulière de la sophrologie.

L'apprentissage d'exercices de respiration abdominale permet de réduire la phase d'endormissement, ou de stopper les réveils nocturnes ou encore de limiter les réveils précoces (avant l'heure du réveil désiré).

Il existe plusieurs petites astuces pour faciliter son endormissement et c'est ce que l'on va voir dans la liste ci-dessous et ensuite je vous expliquerai comment la respiration abdominale permet de se détendre et de lâcher prise.

- Il faut **dédramatiser** vos insomnies : Pensez à vous endormir à tout prix accroît la difficulté pour s'endormir.

- Faites **un peu de sport** en fin d'après-midi : environ 30 minutes suffisent pour détendre vos muscles et éliminer les tensions accumulées dans la journée.

- Exposez-vous à la lumière du **soleil** : dès que vous le pouvez, prenez du temps pour vous et profitez d'un rayon de soleil (avec une protection anti-uv bien entendu). Le soleil a des bienfaits sur notre cerveau et l'aide à réguler notre rythme biologique.

- Faites de **votre chambre** un sanctuaire de sommeil : l'important est d'éviter de regarder la télévision dans sa chambre, ou de travailler sur son ordinateur, ou encore de téléphoner... Réservez votre chambre au sommeil !

- Le plus évident pour avoir un bon sommeil est d'avoir aussi une **bonne literie**. Un matelas ni trop mou, ni trop dur.

- Faites-vous un **dîner léger** : certains aliments favorisent le sommeil comme le miel et les bananes.

- **Évitez les substances** telles que l'alcool ou encore la caféine. L'alcool peut donner l'impression de s'endormir plus vite mais en fait, il altère considérablement la qualité de votre sommeil. Il est aussi préférable pour les personnes sujettes aux insomnies d'éviter la caféine après 14 heures.

- Couchez-vous dès les **premiers signes de fatigue** : bâillements, paupières lourdes, attention diminuée... On dit parfois du sommeil qu'il est comme un train, il passe toutes les 90 minutes et si on le loupe, il faut attendre le prochain train.

- **Diminuez la température de votre corps** : la nuit votre température corporelle s'abaisse naturellement. Il peut être utile de prendre une douche tiède avant d'aller se coucher. Ceci aide naturellement le corps à réguler sa température.

- Et enfin, dernier conseil : essayez de **vous lever à la même heure** tous les jours (à 1 heure près). Le fait de se lever à la même heure permet de réguler son horloge interne.

En plus de ces petits conseils vus plus haut, la sophrologie apporte un véritable bien-être. Elle permet d'évacuer les tensions, de se sentir libre comme si le poids sur nos épaules s'était envolé.

Je vais vous expliquer la première relaxation dynamique que l'on apprend en sophrologie et qui nous fait mieux respirer. Cette relaxation s'appelle « le chauffage corporel » et se pratique comme suit :

Voici la position qu'il faut adopter pour la pratiquer :

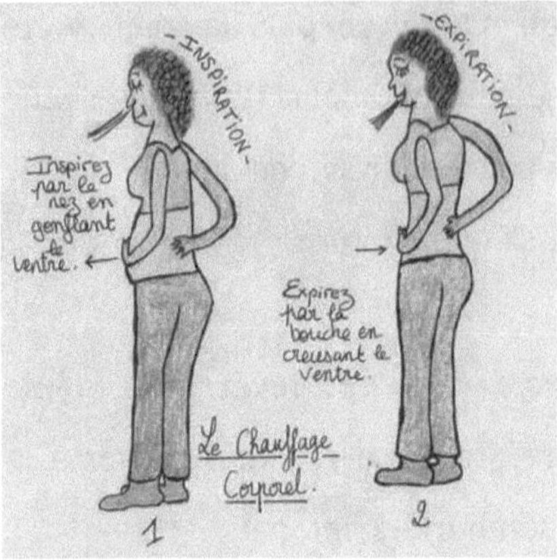

Installez-vous debout, les pieds écartés de la largeur du bassin,
Fléchissez légèrement les genoux,
Redressez votre dos,
Posez une main sur votre ventre et l'autre main sur vos lombaires,
Abaissez les épaules,
Alignez votre tête dans le prolongement de votre colonne vertébrale,
Et fermez les yeux.

Ensuite commencez la relaxation en vous vidant la tête :

1er enchainement (garder la tête droite)

Gonflez votre ventre en inspirant par le nez et sentez votre main se soulever,
Soufflez doucement par la bouche en laissant votre ventre s'abaisser,
Reprenez une respiration naturelle,
Sentez le relâchement de votre ceinture abdominale,
Prenez conscience des mouvements de votre ventre.
Recommencez une deuxième fois cette relaxation
Gonflez votre ventre en inspirant par le nez et sentez votre main se soulever,
Soufflez doucement par la bouche en laissant votre ventre s'abaisser,
Reprenez une respiration naturelle

Recommencez une troisième et dernière fois.
Reprenez une respiration naturelle et laissez vos bras descendre le long de votre corps,
Accueillez l'ensemble de vos sensations,
Prenez conscience de votre respiration abdominale.

Le **2ème** enchainement se fait avec la **tête légèrement penchée en arrière** et le **3ème**, avec la **tête légèrement penchée en avant**. Ne forcez pas sur votre nuque et ne vous faites pas mal, la position doit être agréable !

Cette technique peut vous servir quotidiennement et vous verrez que la respiration abdominale crée une détente intérieure. Après tout il est bien connu qu'à leur naissance, les bébés respirent avec le ventre et non la cage thoracique. Et ce sont eux qui ont raison ! Alors recommencez à bien respirer pour pouvoir bien dormir.

Le moment est venu de faire maintenant une visualisation positive et pour ce moment je vous conseille de **lire le texte à haute voix** en vous enregistrant. N'allez pas trop vite dans votre lecture et faites une pause de 3 secondes quand il y a des pointillés **"..."**. Le fait de vous enregistrer vous permettra d'être plus détendu et de ne pas à avoir à vous lever durant la séance.

Installez-vous dans un endroit qui vous soit agréable avec coussin et couverture si vous le souhaitez.

Nous allons commencer... Installez-vous confortablement dans un endroit où vous ne serez pas dérangé(e) et allongez-vous sur un canapé, les bras le long du corps. N'hésitez pas à ajuster votre position pendant cette relaxation.

(...)

Prenez conscience des endroits où votre corps est en appui : l'arrière de la tête, les épaules, le dos, les bras, le bassin, les jambes et les talons. Votre corps est ancré dans le canapé. Crispez votre corps tout entier pendant trois secondes puis relâchez tous vos muscles. Recommencez une deuxième fois.

(...)

Portez attention à votre respiration sans forcer, observez votre abdomen s'élever à chaque inspiration et redescendre à chaque expiration. Pensez aux pauses entre chaque mouvement et laissez-vous aller pendant quelques secondes à ces mouvements calmes.

(...)

À présent imaginez-vous au moment du coucher, répétez vos habitudes, enlevez vos vêtements de la journée et passez à la salle de bain. Appréciez ces sensations agréables, dirigez-vous dans votre lit, prenez une position qui vous soit agréable. Appréciez le maintien du matelas, la douce chaleur de la couette, le moelleux de l'oreiller. Éteignez la lumière, et accueillez ces sensations de relâchement. Prenez conscience des rituels de votre coucher.

(...)

Maintenant, adoptez votre position d'endormissement et laissez le sommeil vous envahir. Percevez votre respiration calme et paisible. Ressentez votre corps peser lourd dans votre lit, glissez dans les bras de Morphée.
Prenez conscience de votre endormissement.

(...)

Imaginez-vous dormir, observez votre visage détendu, sentez votre corps au repos.
Imaginez la profondeur de votre sommeil à l'amplitude de votre respiration.
Percevez ses mouvements amples et réguliers.
Accueillez ces sensations de récupération.
Prenez conscience de la qualité de votre sommeil.

(…)

Imaginez-vous le réveil, vous avez bien dormi. Vous êtes en forme, de bonne humeur et reposé(e) comme un bébé. Visualisez votre journée, où tout se déroule bien, vous êtes plein(e) d'énergie et en avez encore le soir en rentrant. Respirez profondément pour ancrer en vous cette sensation et vous pourrez repenser à ce moment quand vous en aurez besoin.

(...)

Bougez doucement vos doigts et vos orteils, puis laissez ce mouvement se propager lentement dans vos jambes et dans tout le reste de votre corps. Étirez-vous, baillez et vous pouvez ouvrir les yeux dès que vous êtes prêt(e).

Comment vous sentez vous après cette relaxation ? Mieux, j'en suis persuadée ! Alors pourquoi ne pas la mettre en application dès ce soir ?
Je vous dis à la prochaine, et on parlera de la prise de parole en public !

La prise de parole en public

Bonjour à tous !

La prise de parole en public concerne tout le monde, à tout âge, que ce soit l'enfant à sa représentation de fin d'année, l'adolescent lors de ses oraux de fin d'année ou encore les étudiants ou les adultes durant les réunions au bureau, les séminaires…
De nos jours il est important d'être à l'aise avec la prise de parole. Un grand timide, dont la peur est d'être au centre de l'attention, ne pourra pas devenir un grand orateur s'il ne s'entraîne pas et ne met pas tout en œuvre pour y arriver.

C'est d'après mon expérience que je vais vous donner quelques astuces pour que vos oraux et vos entretiens se passent pour le mieux et soient moins angoissants.

Tout d'abord **le sujet** :

- Tout d'abord, vous devez absolument **maîtriser votre sujet**. Cela paraît évident mais souvent on peut se dire que l'on en connaît les grandes lignes et pourtant ce n'est pas suffisant. Bien connaître son sujet permet aussi de répondre plus facilement aux questions de l'auditoire et montre que l'on est à l'aise !

- Il peut être utile de **connaître son public** pour avoir un discours adapté. De cette façon, votre public comprendra bien votre sujet, par exemple si votre public est jeune (disons des enfants de CE2), vous allez devoir adapter votre langage et faire une présentation beaucoup plus simple que s'il s'agit d'un public d'adulte.

- Une fois votre sujet écrit, faites des **notes légères** pour toujours avoir un moyen de vous rassurer. Certains oraux peuvent s'appuyer sur une présentation numérique pour plus de dynamisme.

- N'hésitez pas à **vous enregistrer** pour vous écouter et vous corriger. Lors de votre enregistrement, portez les vêtements que vous avez prévus à votre présentation pour voir si vous êtes à l'aise dedans. Si vous avez une contrainte horaire pour votre oral, l'enregistrement sera très utile.

- **Argumentez !** Un oral peut comporter des échanges avec le public, l'important est d'avoir des arguments ou d'utiliser des preuves (on ne fait rien sans rien !). Plus vaut arguments sont fondés, plus le public sera en accord avec vous et cela est tout à votre avantage !

- Le dernier point sur la thématique du sujet est **la conclusion**. On peut faire une très bonne présentation et rater complètement sa conclusion. Et malheureusement, on ne se souviendra seulement que de cette fameuse conclusion… Pensez donc à la soigner, et toujours à élargir cette conclusion avec une question ouverte et légère qui pourrait convenir à un deuxième sujet d'oral. Évidemment, envisagez toutes les questions possibles sur cette ouverture ! Le but étant de ne jamais se laisser surprendre par une question du public.

Ensuite on va voir le **comportement à adopter** :

- **Arrivez en avance** à votre oral pour vous imprégner des lieux et de tout ce qui vous entoure ! Testez tout votre matériel : micro, enceintes, ordinateur… Cette astuce vous permettra de ne pas être déboussolé(e) et de perdre vos moyens avant votre présentation.

- **Évitez les gestes et les mots parasites** : replacement de la mèche de cheveux derrière les oreilles, « donc euh » répété cinq fois en deux phrases… Soyez à l'aise même si vous ne l'êtes pas ! (C'est le secret de beaucoup de monde !) Une autre astuce consiste à s'attacher les cheveux, ou à mettre une barrette pour les cheveux rebelles, cela évite que l'on touche cette fameuse mèche !

- Relativisez et **détendez-vous** ! Que peut-il arriver ? Respirez profondément pour vous détendre et dégourdissez vos jambes en marchant un peu dans le couloir.

- **Soignez votre entrée en scène** : souriez, dîtes « bonjour » avec prestance (si votre bonjour est trop timide, il peut ne pas s'entendre et ce sera un mauvais départ). Soyez dynamique, prenez le temps d'arriver, de vous installer et de poser vos fiches. Concentrez-vous pendant ce moment, ce sera à vous jouer dans quelques secondes ! Vous pouvez démarrer par une citation forte, une statistique marquante… Cela permet d'attirer l'attention et de captiver votre auditoire.

Et pour finir, **durant votre présentation** suivez ces derniers conseils :

- **Concentrez-vous** sur votre contenu tout en regardant votre public. N'oubliez pas votre objectif : faire que tout se passe bien et terminer cet oral ! Ne vous souciez pas des personnes de votre public qui peuvent se désintéresser (il y en a toujours dans tous les oraux possibles !). Accrochez-vous à votre oral et à ce que vous dîtes, ne lâchez rien jusqu'à la fin.

- Si vous êtes à l'aise avec votre public **faites-le participer**. Une interaction avec le public permettra de vous laisser souffler un peu et rendra énergique votre oral (ce ne sera que du positif !).

Pour imaginer une participation de l'auditoire, faites un sondage ou poser des questions par exemple.

Maintenant on va s'intéresser à la sophrologie et voir comment elle peut vous aider à gérer votre stress avant la prise de parole.

Je vais vous proposer un exercice que vous pourrez faire juste avant la présentation de votre oral et qui vous permettra de vous sentir mieux. Il s'agit de la bulle.

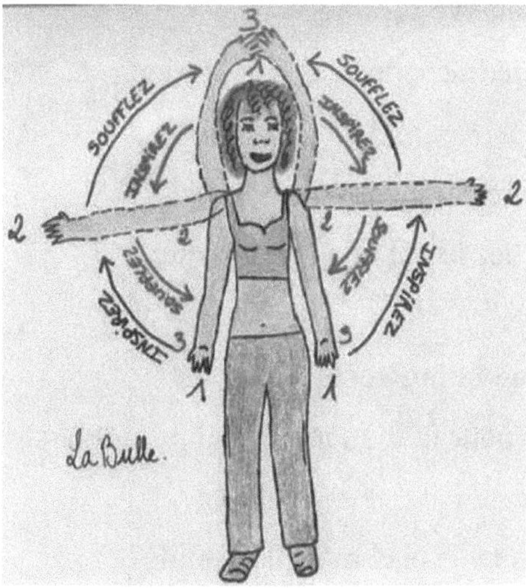

Voici la position de départ à adopter pour faire cette relaxation dynamique.

Installez-vous debout, les pieds écartés de la largeur du bassin
Fléchissez légèrement les genoux
Redressez votre dos
Abaissez les épaules
Relâchez vos bras le long du corps
Alignez votre tête dans le prolongement de votre colonne vertébrale
Fermez les yeux

Ensuite, l'enchainement :

Les bras le long du corps, inspirez par le nez et levez les bras à l'horizontale

La bulle commence à prendre forme

Soufflez par la bouche fortement pour faire monter vos bras au-dessus de votre tête.

Imaginez la bulle qui s'épanouit autour de vous

Elle vous encercle de vos cuisses à votre tête

Inspirez par le nez en redescendant les bras à l'horizontale

La bulle se renforce encore plus, elle vous protège

Soufflez fortement pour laisser redescendre vos bras le long de vos jambes

Cette bulle vous permet de vous recentrer sur vous-même

Elle vous rassure et vous fait oubliez le public qui vous attend

Recommencez à créer votre bulle

Inspirez par le nez et levez les bras à l'horizontale

Soufflez par la bouche fortement pour faire monter vos bras au-dessus de votre tête.

La bulle se créer de nouveau, plus belle encore et plus solide

Inspirez par le nez en redescendant les bras à l'horizontale

Soufflez fortement pour laisser redescendre vos bras le long de vos jambes

N'oubliez pas que la sensation de cette bulle reste présente en vous

Recommencez autant de fois que nécessaire pour évacuer votre tension

Pensez à bien souffler pour sortir vos crispations.

Le moment est venu de faire maintenant une visualisation positive et pour ce moment je vous conseille de **lire le texte à haute voix** en vous enregistrant. N'allez pas trop vite dans votre lecture et faites une pause de 3 secondes quand il y a des pointillés **"..."**. Le fait de vous enregistrer vous permettra d'être plus détendu et de ne pas à avoir à vous lever durant la séance.

Installez-vous dans un endroit qui vous soit agréable avec coussin et couverture si vous le souhaitez.

Nous allons commencer... Installez-vous confortablement dans un endroit où vous ne serez pas dérangé(e) et allongez-vous sur un canapé, les bras le long du corps. N'hésitez pas à ajuster votre position pendant cette relaxation.

(...)

Prenez conscience des endroits où votre corps est en appui : l'arrière de la tête, les épaules, le dos, les bras, le bassin, les jambes et les talons. Votre corps est ancré dans le canapé. Crispez votre corps tout entier pendant trois secondes puis relâchez tous vos muscles. Recommencez une deuxième fois.

(...)

Portez attention à votre respiration sans forcer, observez votre abdomen s'élever à chaque inspiration et redescendre à chaque expiration. Pensez aux pauses entre chaque mouvement et laissez-vous aller pendant quelques secondes à ces mouvements calmes.

(...)

À présent, projetez-vous dans quelques semaines en ayant réussi votre oral, votre présentation, imaginez le déroulement, les circonstances. Regardez-vous gérer la présentation avec facilité, observez votre attitude, votre posture.

(…)

Écoutez-vous parler, répondre avec aisance aux questions du public. Percevez les sensations positives de cette capacité à gérer votre oral. Prenez conscience de vos ressources.

(…)

Projetez-vous dans quelques mois en ayant réussi plusieurs oraux, imaginez les scènes, les situations, les différentes présentations.

Regardez-vous évoluer avec habileté durant les oraux. Observez votre confiance, votre assurance.

(…)

Écoutez-vous donner votre avis, vos idées, échangez avec votre auditoire. Percevez les sensations positives de votre capacité à prendre la parole. Prenez conscience de vos ressources.

(…)

Je vous propose à présent de vous imprégner de ces capacités. À mon signal, vous inspirerez en gonflant votre ventre, vous retiendrez votre respiration et inscrirez ces capacités dans votre tête puis vous soufflerez doucement pour les diffuser en vous.
Inspirez
Retenez votre respiration et inscrivez ces capacités dans votre tête
Soufflez doucement pour les diffuser dans votre corps
Reprenez une respiration naturelle, ancrez ces sensations positives. Prenez conscience de votre potentiel, intégrez ces sensations.

(…)

Bougez doucement vos doigts et vos orteils, puis laissez ce mouvement se propager lentement dans vos jambes et dans tout le reste de votre corps. Étirez-vous, baillez et vous pouvez ouvrir les yeux dès que vous êtes prêt(e).

(…)

Après cette séance, vous devriez vous réveiller avec l'envie de réussir votre oral ! Si vous êtes très angoissé(e) par un oral ou une présentation, n'hésitez pas à faire plusieurs séances, pour vraiment bien vous imprégner de toutes vos capacités.

Le prochain article sera sur un sujet qui touche la quasi-totalité de la population : gérer ses peurs et ses angoisses !

Gérer ses peurs et ses angoisses !

Hello tout le monde !

La foule vous angoisse ? Les araignées ou les serpents vous font prendre vos jambes à votre cou ? La hauteur et le vide sont vos pires cauchemars ? Ces peurs vous handicapent au quotidien ? Alors cet article est fait pour vous !

Il s'agit dans cet article d'appréhender ses peurs et ses angoisses, mais en aucun cas de guérir une phobie. La phobie se traite sur une durée bien plus longue, avec un suivi précis et régulier avec un sophrologue ou un autre spécialiste.

Les peurs sont nombreuses, de tous les styles et à tout âge ! Certains auront peur de rien dans leur vie alors que d'autres auront quelques peurs et voudront savoir comment mieux les maîtriser au quotidien. Cela peut être embêtant d'être tétanisé(e) devant une araignée et de ne pas pouvoir aller dans le garage chercher ses chaussures et se rendre au travail. Après avoir appliqué la sophrologie dans ma vie depuis plusieurs années maintenant, cette peur des araignées se dissipe peu à peu et je supporte mieux les plus petites d'entre elles. C'est un très grand pas et c'est ce que l'on va essayer de faire ici pour vous !

L'angoisse et les peurs ont des symptômes faciles à reconnaître. La gorge se serre, une boule se forme au niveau du ventre, le rythme cardiaque s'accélère, les poils s'hérissent, la peau se couvre de sueur ou de chair de poule, le corps se met à trembler… La peur c'est quoi ? La peur est une émotion ressentie la plupart du temps en présence ou dans la perspective d'un danger ou d'une menace.

La peur n'est pas comme le stress ou le sommeil, c'est une émotion et les émotions ne se contrôlent pas forcément. Pour cet article, nous allons voir plusieurs exercices de respiration pour calmer sa peur et à la fin vous allez avoir une relaxation pour oublier et essayer de « vaincre » votre peur. N'oubliez pas qu'il s'agit d'une peur qui est (surement) ancrée profondément et qu'il faudra du temps, de la patience et beaucoup de courage pour apprendre à la canaliser !

Je vous propose un premier exercice, *exercice du cou*, pour affirmer son courage et dire « non » à votre peur. Voici la position à adopter durant l'exercice :
Installez-vous debout, les pieds écartés de la largeur du bassin
Fléchissez légèrement les genoux
Redressez votre dos
Abaissez les épaules
Relâchez vos bras le long du corps
Alignez votre tête dans le prolongement de votre colonne vertébrale
Fermez les yeux

1er enchainement (tourner la tête sur les côtés)

Inspirez par le nez et bloquez votre respiration

Tournez doucement la tête de droite à gauche comme pour dire « non » à votre peur

Ramenez votre tête en position droite en soufflant par la bouche

Reprenez une respiration naturelle et sentez le relâchement de votre nuque

Prenez conscience que vous pouvez dire « non » à votre peur

Recommencez une deuxième fois

Tournez doucement la tête de droite à gauche pour dire « non, je n'ai pas peur »

Ramenez votre tête en position droite en soufflant par la bouche

Reprenez une respiration naturelle

Recommencez une troisième et dernière fois le mouvement pour refuser d'avoir peur

Accueillez l'ensemble de vos ressentis

Prenez conscience que vous pouvez dire « non » à votre peur.

2ème enchainement (pencher la tête de bas en haut)

Inspirez par le nez et bloquez la respiration

Inclinez doucement votre tête de haut en bas comme pour dire « oui » à votre courage

Ramenez votre tête en position droite en soufflant par la bouche

Reprenez une respiration naturelle

Recommencer une deuxième fois

Inspirez par le nez et bloquez la respiration
Inclinez doucement votre tête de haut en bas comme pour dire « oui, j'ai du courage ! »
Ramenez votre tête en position droite en soufflant par la bouche
Reprenez une respiration naturelle (PPI)
Recommencez une troisième et dernière fois pour encourager votre courage
Reprenez une respiration naturelle (PPI)
Accueillez l'ensemble de vos ressentis
Prenez conscience que vous êtes rempli de courage.

Cette relaxation dynamique peut vous être utile dans toutes les situations qui vous angoissent et vous stressent, il vous faudra juste dire « non » à la chose qui vous déplaît et dire « oui » à ce qu'il vous faut de bien dans votre vie !

Maintenant, je vous propose une deuxième relaxation dynamique, *le karaté*, pour vous permettre d'évacuer votre peur.

La position à adopter est la même que pour la relaxation précédente à la différence que vous allez garder les yeux ouverts.

1er enchainement (lancer le poing droit)

Ramenez votre poing droit à la hauteur de l'épaule droite, le coude en arrière, en inspirant par le nez

Bloquez votre respiration et fixez du regard un point face à vous comme une cible

Visualisez votre peur dans cette cible

Lancez votre poing droit vers cette cible en soufflant fortement par la bouche

Détruisez cette cible, détruisez cette peur !

Reprenez une respiration naturelle en relâchant vos bras le long du corps, les mains ouvertes

Fermez les yeux et accueillez les sensations dans votre bras droit

Prenez conscience de votre geste

Ouvrez les yeux et recommencez une deuxième fois

Tendez le bras et la main gauche à l'horizontale

Ramenez votre poing droit à la hauteur de l'épaule droite, le coude en arrière, en inspirant par le nez

Bloquez votre respiration et fixez du regard un point face à vous comme une cible

Imaginez toujours votre peur pour la vaincre

Lancez votre poing droit vers cette cible en soufflant fortement par la bouche

Reprenez une respiration naturelle en relâchant vos bras le long du corps, les mains ouvertes

Fermez les yeux et sentez la puissance de votre bras

Prenez conscience de la précision de votre geste
Ouvrez les yeux et recommencez une dernière fois à votre rythme
Fermez les yeux et accueillez l'ensemble de vos ressentis
Prenez conscience de votre concentration

Le **2ème** enchaînement se fait avec **l'autre poing** (en l'occurrence le **gauche**) et le **3ème** enchaînement se fait avec les **deux poings ensemble**.

Celle-ci se pratique régulièrement, sur la cible vous pouvez y mettre ce que vous désirez changer comme par exemple un problème au travail, un énervement récurrent ou encore comme nous l'avons vu avant quand une peur ou une angoisse s'empare de vous.

Et c'est le moment de faire une visualisation positive et pour ce moment je vous conseille de **lire le texte à haute voix** en vous enregistrant. N'allez pas trop vite dans votre lecture et faites une pause de 3 secondes quand il y a des pointillés "**...**". Le fait de vous enregistrer vous permettra d'être plus détendu et de ne pas à avoir à vous lever durant la séance.

Installez-vous dans un endroit qui vous soit agréable avec coussin et couverture si vous le souhaitez.

Nous allons commencer... Installez-vous confortablement dans un endroit où vous ne serez pas dérangé(e) et allongez-vous sur un canapé, les bras le long du corps. N'hésitez pas à ajuster votre position pendant cette relaxation.

(...)

Prenez conscience des endroits où votre corps est en appui : l'arrière de la tête, les épaules, le dos, les bras, le bassin, les jambes et les talons. Votre corps est ancré dans le canapé. Crispez votre corps tout entier pendant trois secondes puis relâchez tous vos muscles. Recommencez une deuxième fois.

(...)

Portez attention à votre respiration sans forcer, observez votre abdomen s'élever à chaque inspiration et redescendre à chaque expiration. Pensez aux pauses entre chaque mouvement et laissez-vous aller pendant quelques secondes à ces mouvements calmes.

(...)

Portez attention aux symptômes de votre peur sur votre corps et ressentez les sensations d'inconfort sans les éveiller davantage. Observez-les comme des tensions isolées dans votre corps détendu.

(…)

Laissez venir à vous une image agréable, imaginez ses couleurs, ses bruits, ses parfums.
Ressentez la fraîcheur ou la chaleur que vous inspire cette image, accueillez ces sensations agréables.
Prenez conscience de ces ressentis dans votre corps.

(…)

Je vous propose à présent d'estomper progressivement les sensations d'inconfort que vous procure votre peur. Substituez-les par vos sensations de fraîcheur ou de chaleur de votre image.
Imaginez ces sensations agréables se déposer sur les symptômes de votre peur et augmentez l'intensité de ces sensations.

(…)

Sentez-les grandir, diffusez-les à chaque respiration dans votre corps.
Percevez ces nouvelles sensations d'apaisement dans votre corps.
Portez attention aux zones soulagées de votre corps et prenez conscience de votre corps apaisé.

(…)

Je vous propose à présent de vous imprégner de ces nouvelles perceptions.
À mon signal, vous inspirerez en gonflant votre ventre, vous retiendrez votre respiration et inscrirez ces nouvelles perceptions dans votre tête puis vous soufflerez doucement pour les diffuser en vous.

(…)

Inspirez, retenez votre respiration et inscrivez ces nouvelles perceptions dans votre tête, soufflez doucement pour les diffuser dans votre corps.
Reprenez une respiration naturelle, ancrez ces perceptions agréables, prenez conscience des ressources de votre corps.
Intégrez ces sensations.

(…)

Bougez doucement vos doigts et vos orteils, puis laissez ce mouvement se propager lentement dans vos jambes et dans tout le reste de votre corps. Étirez-vous, baillez et vous pouvez ouvrir les yeux dès que vous êtes prêt(e).

(…)

Maintenant, vous avez une petite solution pour vaincre votre peur quand elle survient ! ;)

Table des matières

FSC
www.fsc.org
MIX
Papier | Fördert gute Waldnutzung
FSC® C083411

Kolibri 360 GmbH
Ferdinand-Jühlke-Straße 7
99095 Erfurt, Deutschland
produktsicherheit@kolibri360.de

Druck:
CPI Druckdienstleistungen GmbH
im Auftrag der
Kolibri 360 GmbH
Ferdinand-Jühlke-Str. 7
99095 Erfurt